MONOGRAPHIE

DES

EAUX SULFUREUSES DE CAUTERETS

IMPRIMÉ PAR CHARLES NOBLET,

18, rue Soufflot.

MONOGRAPHIE

DES

.EAUX SULFUREUSES

DE CAUTERETS

PAR LE Dr A. BURON, MÉDECIN A CAUTERETS,

ET LE Dr O. REVEIL, PROFESSEUR AGRÉGÉ A LA FACULTÉ DE MÉDECINE ET A L'ÉCOLE SUPÉRIEURE DE PHARMACIE DE PARIS, LICENCIÉ-ÊS-SCIENCES, MEMBRE DE LA SOCIÉTÉ D'HYDROLOGIE MÉDICALE, ETC

PARIS

A LA LIBRAIRIE ASSELIN, SUCCESSEUR DE LABÉ,

PLACE DE L'ÉCOLE DE MÉDECINE, 4.

1861

PRÉFACE

Le travail que nous livrons au public, est le résultat de recherches
commencées bien longtemps avant nous ; car les documents particuliers
sur lesquels nous nous appuyons, remontent à la fin du siècle dernier.
Ils nous ont été directement transmis par Joseph Labbat, membre de
l'Académie de médecine, de la commission supérieure des eaux minérales, inspecteur des eaux de Cauterets, de 1798 à 1826 ; et par le docteur
J. P. Buron, son neveu, qui lui succèda et occupa cette même charge,
jusqu'en 1857. — On comprendra le sentiment de délicatesse qui nous
empêche de caractériser deux carrières si longues et d'apprécier les qua-
lités de ceux qui furent les fondateurs de Cauterets. Nous, qui venons
après eux, nous recueillons le fruit de leurs veilles et de leurs sacrifices,
et c'était un devoir de piété filiale de rendre, dès les premières lignes
de ce livre, un hommage de reconnaissance à ceux dont la mémoire res-
tera à jamais vénérée dans ces contrées qu'ils ont comblées de leurs
bienfaits.

Quelques précieux que fussent les matériaux que nous avions en nos
mains, nous n'avons voulu les utiliser que lorsque nous avons pu nous
les rendre en quelque sorte personnels, en les soumettant à l'épreuve de
notre propre expérience. Dix années de pratique médicale à Cauterets,
pendant lesquelles nous avons pu recueillir un grand nombre de faits
intéressants et contrôler ceux qui nous avaient été légués, nous paraissent
offrir une garantie sérieuse au public médical. Notre attention a toujours
été dirigée vers l'étude des eaux minérales ; et déjà, en 1843, l'un de
nous avait, avec le docteur Buron père, alors inspecteur, fait des recherches
sulfurométriques embrassant, toutes les sources de Cauterets, tant au
griffon que dans les baignoires ; recherches qui furent consignées, dans
un rapport adressé à l'Académie de médecine.

Malgré ces longs travaux et la tradition, dont nous sommes les seu's
gardiens, nous ne nous dissimulons point la difficulté qu'il y a à écrire une
bonne monographie, sur des sources aussi variées que celles qui nous

occupent, mais, quelque ardue que nous parût notre tache, nous avons
dû tenter de la remplir. Nous le devions, à ceux qui nous avaient précédés
dans la carrière médicale à Cauterets, et à tous ceux de nos contempo-
rains, qui s'occupent avec zèle de la science hydrologique. Du reste, la
pensée d'être, selon nos forces, utiles à nos semblables, à dû faire taire
nos scrupules et nous décider à publier les résultats de notre expérience.

Jusqu'à nos jour, les écrits sur les eaux, à part d'éclatantes exceptions,
étaient justement tombés dans un discrédit absolu ; et les médecins ne se
donnaient même pas la peine de feuilleter ces milliers de brochures, qui
n'étaient fabriquées que dans un but de spéculation professionnelle. —
Les anciens, à part Pline, ne nous avaient pas laissé de documents sur
les eaux minérales. Elles étaient même complétement tombées en désué-
tude depuis les Romains, et les thermes qu'ils avaient faits construire avec
tant de luxe, n'étaient plus qu'un monceau de ruines, fréquentés seu-
ement par les malades pauvres des pays voisins, qui venaient, sur des
simples récits qu'ils entendaient, chercher dans ces piscines désertes, un
soulagement à leurs maux.

« Si ce culte modeste, mais persévérant, ne fut point la seule cause
« qui les remit en honneur, » dit Bertrand du Mont-d'Or, « toujours est-
« il que les eaux de Barèges avaient guéri bien des malades obscurs, quand
« vers la fin du dix-septième siècle, il fut décidé que le duc du Maine irait
« en essayer l'usage (1). »

Les médecins du moyen âge et du premier temps de la renaissance,
préoccupés de systèmes bizarres et purement théoriques, ne cherchè-
rent pas à découvrir la vérité dans l'observation des faits ; et ce ne fut
que plus tard, lorsque les progrès de la philosophie eurent fait rentrer
l'esprit humain dans la véritable voie, que la science médicale put l'affran-
chir de cette fausse métaphysique qui prétendait substituer les données
de l'esprit à l'étude réfléchie des phénomènes de la nature.

En 1722, le 22 février, naquit à Iseste, en Béarn, d'une famille sécu-
laire de médecins, celui qui devait être le précurseur de la médecine mo-
derne. C'est de Théophile de Bordeu, que nous voulons parler vivant au
milieu des Pyrénées, appelé par la confiance du souverain, dont il fût le
premier médecin, au poste élevé de surintendant des eaux d'Aquitaine ; il
sut féconder par la pénétration de son génie cette portion de la science qui
était restée profondément ignorée sous l'influence des doctrines dogma-
tistes chemiâtres et mécaniciennes. On peut dire de lui qu'il fut le premier législateur de l'hydrologie, dont il poursuivit l'étude à travers tous
les grands travaux d'anatomie et de physiologie qui ont immortalisé son
nom. Sa sollicitude pour cette branche si importante, de l'art de guérir,
allait jusqu'à tracer aux générations futures, ce qu'elles devaient faire
pour créer un corps de doctrine, et ce qu'il eût certainement fait lui-même,
si une mort prématurée n'était venue l'interrompre brusquement au milieu

____

(1) *Recherches sur les propriétés physiques, chimiques et médicales des eaux du
Mont-d'Or.* in-8°, page 8. — Clermont-Ferrand, 1823.

de ses travaux, en 1776. Voici ce que nous lisons dans ses *Recherches sur les eaux des Pyrénées*, publiées en 1748.

« Jamais l'ordre des médecins ne fut si nombreux, si instruit, si vigi-
« lant. Nos professeurs enseignent avec autant de zèle que de connaissan-
« ces ; nos écoles sont ouvertes à tout le monde comme elles l'étaient il y
« a dix siècles. Il y manque (pour nous renfermer dans l'objet qui nous
« occupe aujourd'hui) l'enseignement public des vertus des eaux et de la
« manière de les employer en général et en particulier. On a besoin d'un
« système complet sur les eaux du royaume, eu égard au climat où elles
« se trouvent, aux minéraux qu'elles contiennent, à leur chaleur, à
« leur abondance, à leurs commodités ou incommodités pour leur admi-
« nistration ; enfin, elles doivent être comparées à celles des pays étran-
« gers. Ce système, nous ne pouvons que le concevoir et l'énoncer
« comme possible. » Il sentait que sa vie serait courte, et il se hâtait de
semer sur son chemin les idées qui devaient féconder la science.

On ne pouvait tracer avec plus de fermeté et de précision le plan d'un grand travail d'ensemble sur les eaux minérales ; et plus tard, lorsque l'on organisa les inspections, les vues de Théophile de Bordeu reçurent un commencement d'exécution. Les rapports annuels que les médecins inspecteurs adressèrent à l'Académie, furent pour les savants rapporteurs de cette illustre compagnie, l'occasion de réunir en faisceaux les notions transmises sur les diverses sources du territoire français ; et c'est de ce jour, que l'hydrologie commença à être dégagée de toutes les exagérations et de toutes les erreurs qui, pendant si longtemps, l'avaient tenue en dis-crédit. « Les propriétés réelles ont pris la place des propriétés imagi-naires ; et les merveilles n'ont rien perdu de leur éclat, en sortant du domaine des miracles pour rentrer dans le domaine de la nature » (1).

Il y a environ dix ans, qu'à la suite des travaux importants publiés par quelques médecins des eaux, ce mouvement vers l'étude des ques-tions ayant trait aux eaux minérales a pris une intensité encore plus marquée.

Médecins, chimistes, physiciens, géologues, ingénieurs, tous ceux en un mot qui, par la nature de leurs travaux, pouvaient faire progresser la science, sont venus à l'envie apporter leur tribut pour l'édification du monument que Théophile de Bordeu demandait il y a plus de cent ans.

La société d'hydrologie se forma, et, par la direction pratique de ses travaux, elle a déjà bien mérité de la science, dont le but suprême est la recherche de la guérison ou du soulagement de ceux qui souffrent. Toutes les questions ont été abordées au sein de cette société savante, avec une franchise et une bonne foi qui feront l'honneur des hydrologues mo-dernes. Beaucoup de questions y ont été résolues ; la solution de bien des problèmes y a été préparée, et ceux qui viendront plus tard en trou-veront les éléments rapprochés avec autant de discernement que de sin-cérité.

(1) Bertrand du *Mont d'Or*, ouvrage cité.

Des cours particuliers sur les eaux minérales sont faits à l'Ecole pratique avec un talent et une autorité de parole que nul ne cherchera à contester au savant secrétaire général de la société d'hydrologie. Les élèves puiseront dans ces leçons, des notions sur les eaux minérales et sur les maladies qu'on y traite avec chance de succès ; et, plus tard, lorsqu'ils seront lancés dans la pratique, ils n'auront plus de ces hésitations ou de ces complaisances si souvent fatales aux malades.

En un mot, la science hydrologique se fait, et il est du devoir de tous, de concourir à cette œuvre. Les médecins d'une station aussi importante que Cauterets ne peuvent pas rester en dehors de ce mouvement général des esprits ; et nous venons pour notre part rendre compte de nos recherches. Elles ont porté, comme on pourra s'en rendre compte en parcourant la table des matières contenues dans ce volume, sur les différentes questions qui peuvent être intéressantes à connaître dans une station thermale.

Pendant longtemps, les eaux des Pyrénées, éloignées des grands centres de population, n'avaient guère été fréquentées que par des malades assez riches pour supporter les dépenses d'un long voyage et en adoucir la fatigue par tout le comfort que peut seule donner la fortune. Aujourd'hui, les eaux des Pyrénées sont à la portée de tout le monde, grâce aux chemins de fer dont les derniers rails touchent à la base de nos montagnes ; aussi, la population des malades s'est-elle accrue dans des proportions considérables. De simples chiffres suffiront pour que l'on soit convaincu de la rapidité de cette progression. En 1826, lorsque le docteur Buron, père, fut nommé inspecteur, les étrangers laissaient à Cauterets une somme évaluée à 450,000 fr., et, en 1857, ce même chiffre atteignait 2,500,000 fr. Qu'il nous soit permis de dire qu'une grande partie de ce résultat doit être attribué à la sage administration, au zèle médical et à la parfaite urbanité de celui qui, pendant cette longue période de trente un ans, fut chargé de l'inspection des établissements de Cauterets.

L'avenir réservé aux eaux des Pyrénées est des plus brillants. Nulle part, en effet, les malades ne pourront trouver une aussi grande variété de sources, au milieu d'une nature plus riche et plus pittoresque. A quelques kilomètres les unes des autres, se trouvent placées diverses stations qui permettent au médecin de graduer son traitement, et d'aller de la source la plus faible à la source la plus énergique. Les nouvelles routes thermales qui sont en voie d'exécution, vont encore rapprocher les distances et établir des relations faciles entre tous les établissements des Pyrénées.

Bien des choses sont à créer à Cauterets, mais on ne peut nier que nous ne soyons entrés dans la voie du progrès. Nos contrées lointaines sont encore privées de cet esprit d'initiative qui a fait des merveilles là où est la vie industrielle ; ces populations, qui pendant des siècles, ont vécu de la vie pastorale, sont un peu étonnées du bruit qui se fait autour d'elles ; elles se méfient de ce qu'elles ne comprennent pas encore très-bien ; mais elles entrevoient le but à atteindre, et, sous l'impulsion désirable d'une administration intelligente et instruite des vrais intérêts du pays, on verrait se réaliser chez nous, les prodiges qu'on admire ailleurs. Nous dirons plus loin ce que nous désirerions voir exécuter pour l'amélioration des établissements de Cauterets, qui peuvent devenir sans rivaux en Europe. Nulle station ne possède des sources plus abondantes, plus variées en température et en sulfuration. Placée dans le point le plus central de la chaîne, entre les hautes et les basses Pyrénées, elle semble comme le résumé de toutes les sources ses voisines. Nulle part on ne peut mieux étudier l'action des eaux sulfureuses sur l'organisme malade, car, le champ pathologique y est plus vaste qu'ailleurs et présente toutes les maladies contre lesquelles cette médication est employée.

Cette multiplicité d'indications à remplir nous forcera nécessairement à entrer dans une foule de détails, qui augmenteront la longueur de ce travail ; cependant, il ne nous était permis de rien omettre.

Les différentes matières de ce livre pourront être traitées d'une manière insuffisante, mais nous doutons qu'on puisse déployer dans des recherches plus de probité scientifique. — Nous aurons toujours présentes à l'esprit ces paroles de notre confrère et excellent ami, le docteur Fontan, de Bagnères de Luchon :

« Il faut noter avec autant de soin les malades qui se trouvent mal des « eaux, que ceux qui s'en trouvent bien ; non-seulement dans l'intérêt « des malades et de la vérité, mais aussi dans celui des établissements « thermaux. Un malade qui se trouve mal d'une eau, fait plus de mal à « un établissement, que dix qui sont guéris ne lui font du bien : La dou- « leur crie, la reconnaissance se tait. (1) »

Nous avons mis en ordre des matériaux qui nous avaient été légués et nous exposons les résultats de notre propre expérience. Là se borne notre ambition. Nous serons heureux, si nos travaux peuvent servir, en quoi que ce soit, à l'avancement d'une science à laquelle nous avons voué notre existence.

Avant de terminer ces lignes, qu'il soit permis à l'un de nous de témoigner sa vive reconnaissance à tous ceux de ses confrères, qui ont soutenu ses premiers pas dans la carrière si difficile de la profession médicale. Privé des sages conseils et de la vigilante sollicitude du meilleur des pères, il lui a été bien doux de retrouver un appui tout paternel auprès du docteur E. Gintrac, directeur, de l'école de médecine de Bordeaux. Cet éminent praticien, pendant les fréquents voyages qu'il a fait à Cauterets, a bien voulu prodiguer ses précieux avis, son extrême bienveillance qu'il revendique comme un grand honneur, lui a permis de participer aux nombreux travaux qu'il a faits sur les eaux. Il est heureux de pouvoir lui donner ici, le témoignage public de sa respectueuse gratitude.

(1) *Recherches sur les eaux des Pyrénées. de l'Allemagne,* etc. 2° édition, J. B. Baillierc, 1853, page 372.

HISTORIQUE

Quand on recherche l'histoire des grands établissements d'eaux minérales, on trouve presque partout la trace de la Rome des empereurs. Cauterets aussi veut faire remonter son origine jusqu'à ces dominateurs du monde : mais les renseignements que nous avons pu recueillir à ce sujet sont très-vagues, et ne reposent pas sur des documents certains. Il est vrai qu'une de ces sources porte le nom de César ; mais, il est probable que jamais le vainqueur des Gaules n'est venu dans ces contrées. On peut cependant penser que ces thermes célèbres furent connus de ses lieutenants et fréquentés par leurs soldats pendant toute la période gallo-romaine. Une inscription placée sur la porte du bain dit des Pères (César) et qui est perdue aujourd'ui, en faisait foi, suivant le témoignage de J. Labbat. Ce n'est qu'à dater de l'époque carlovingienne que les documents deviennent plus précis, et l'histoire de Cauterets, à partir de ce moment se trouve, liée a celle des moines qui habitaient le *Palatium æmiliaum* situé dans la vallée de Lavedan.

Le *Palatium æmilianum*, dont l'origine est assez inconnue et qui existait sur l'emplacement sur lequel fut bâti plus tard le monastère de Saint-Savin, disparut dans les flammes lors de l'invasion des Sarrasins d'Abderame.

Ce fut Charlemagne qui, en se rendant en Espagne, releva le *Palatium æmilianum* de ses ruines, et le donna à une réunion de moines appartenant à la règle de Saint-Benoît. Il dota le monastère ; mais le souvenir de ses largesses n'est pas parvenu jusqu'à nous ; car, ce malheureux pays eut à subir une invasion plus terrible encore que celle des

Maures. Nous voulons parler de celle des Normands (843), et tout périt dans ce débordement de la barbarie : chartes, monuments, et tout ce qui attestait une civilisation quelconque.

C'est ici que nous voyons pour la première fois figurer le nom de Cauterets dans les manuscrits anciens, et nous l'avouons, cette localité nous est dépeinte d'une manière bien inattendue. La chronique de Bigorre parle de somptueux édifices qui furent renversés de fond en comble (1) par ces hordes qu'animait le souffle du démon (*afflati dæmonio*).

Cent ans plus tard, en 945, Raymond Ier, comte de Bigorre, releva l'œuvre de Charlemagne, et dota l'abbaye, qui avait pris le nom plus chrétien de Saint-Savin, en souvenir d'un pieux cénobite dont la dépouille mortelle avait été déposée dans l'église du monastère (2). Par cette charte qui existe au trésor de Pau (3), il concéda aux moines, en toute propriété, la vallée de Cauterets, à la charge consentie par eux d'élever et d'entretenir dans ce lieu une église en l'honneur du bienheureux saint Martin, et d'y faire bâtir des maisons pour les malades qui s'y rendaient. Chacune des communes qui composaient la rivière ou république de Saint-Savin (4), au nombre de neuf, y fit construire une cabane ; un abbé délégué par le monastère eut la mission d'y séjourner pour surveiller la bonne administration de ces établissements.

A partir de cette époque, les moines de Saint-Savin furent les propriétaires réguliers de ces thermes, mais ils ne jouirent pas toujours paisiblement des priviléges qu'ils tenaient de la faveur des souverains du pays, et trois fois ils furent obligés de vider leurs différends en champ clos dans

(1) Nous empruntons presque tous nos détails historiques à l'excellente monographie de l'abbaye de Saint-Savin, publiée par M. G. Bascle de Lagrèze, conseiller à la cour impériale de Pau.

.... Post hoc maxima furia invicti ad nobilissimum oppidum aquis, quod nunc dicitur Cauteres, tunc lautum et pingue, nunc satis debile, afflati (dæmonio) illorum malas mentes exagitaturi, rabiem cum magno impetu exercent. Dani vero barbari, cum se victores esse conspexissent, ad dictum oppidum demoliendum cum festinatione properant : cujus speciosissima œdificia detrahentes ad ima, thermas imperiales *Balneoranis* habentes usum et venas salutiferas quæ illic antiquitus constructœ fuerant demoliuntur. Feroces deinde animas ad deteriora mala perpetranda terribiliter acuendo, ad reliquas civitates convertuntur, scilicet Laburdis, Oloronis et Lescurris.

(Cartulaire de Bigorre.)

(2) St-Savin était né à Barcelonne ; il était le neveu de Hentilius, comte de Poitiers et parent de Charlemagne. Il vécut pendant 13 ans dans une hutte construite par lui-même sur un plateau de Pouey-Aspé, à une demi-lieue du monastère, ses cendres et diverses reliques sont déposées dans l'abside de l'église de St-Savin. Il mourut vers 820.

(3) ... Inter cætera igitur bona quæ ibi diligenter concessi, vallem *Calderanensem* prædicto monasterio et monachis ibidem deo servientibus dono et concedo, quatenus ibi ad honorem Dei et Beati Martini conventum ædificent, et mansiones ad balneandum competentes semper in eodem loco conservent. Et vallem prædictam abbas et monachi santi Savini liberam et quietam possideant, atque nullus alius, neque nos, neque successores nostri, ibi potestatem atque Podoentiam habeant, neque bestias suas qualescumque sint, nisi per consilium et voluntatem abbatis Sancti-Savini ad æstivas illius vallis introducant...... Hanc itaque chartam et confirmationem procerum et hominum nostrorum auctoritate, in manu Bernardi tunc temporis Sancti-Savini abbatis fecimus. Regnante in Francia Ludovico rege et in Aragone Garcia rege. Anno ab incarnatione Domini DCCCC° XL° V°. (Trésor de Pau.)

(4) Textes anciens.

les épreuves du duel judiciaire (1). Chaque fois les adversaires du monastère furent vaincus et vinrent à récipiscence.

Pour éviter toutes ces contestations, l'abbé de Saint-Savin, Deusdedit, demanda au Pape Alexandre III de vouloir bien lui confirmer la possession des différents domaines de l'abbaye. Le souverain Pontife répondit favorablement par une bulle en date du 16 avril 1168 (2).

Cette égide, purement spirituelle, n'empêcha pas les habitants de la vallée d'Aspe (3) de faire, quelques années plus tard, de nombreuses incursions dans le Lavedan, et l'on a souvenir d'une furieuse bataille qui se serait livrée dans les gorges de Cauterets, vers l'année 1180, sous l'administration de l'abbé Emeno II, et qui assura au monastère la possession définitive de vastes montagnes au sujet desquelles il était en compétition. Il est hors de doute que ce ne soit à ces événements que se rattache la dénomination de *Cambascou* (camp basque) donnée à un large plateau qui domine la vallée de Cauterets, du côté du couchant.

Les causes de ces guerres continuelles sont le plus souvent la superstition et la crédulité de nos montagnards ; cette crédulité est telle, surtout dans la vallée d'Aspe, qu'en 1770 un naturaliste qui voulait faire des recherches, muni d'un baromètre et d'autres instruments, fut pris pour un magicien au moment où il gravissait le pic d'Anie et faillit être massacré.

D'ailleurs, ces croyances superstiticuses étaient entretenues par le clergé de l'époque, comme le démontre le contrat suivant, qui suivit les troubles dont nous venons de parler : « Contrat de la paix fait entre les « vallées d'Aspe et de Lavedan par ordre du pape qui avait absous la « terre, les habitants et les bestiaux du Lavedan, du péché commis par « l'abbé de St-Savin en faisant mourir par art magique un grand nombre « des habitants d'Aspe pour les courses et ravages qu'ils faisaient au La- « vedan, en punition duquel péché, la terre, ni les femmes, ni les bes- « tiaux du Lavedan n'avaient porté aucun fruit durant 6 ans. »

Voici le texte de ce contrat : « Soit chose connue à tous, que comme « la terre de Lavedan, d'Arreigues eut demeuré 6 ans sans porter de fruit, « ni femme enfant, ni vache veau, ni jument poulain, ni bétail d'aucun « poil, à raison de ce que le petit abbé de St-Savin avait fait périr gens « d'Aspe qui avaient fait et faisaient des courses et ravages en Lavedan, « après avoir lu sur un sureau un livre qu'il avait tiré par art diabolique « de Salomon, etc., etc.

« Fait à Bedous.... (4). »

(1) Cart. 40-13-45. (Trésor de Pau).

(2) ... Ecclesiam Sancti-Martini et Cauterets, cum balneis et quidquid in valle ipsa vel in æstivis habetis... datum Laterani per manum Gerardi sanctæ romanæ Ecclesiæ notarii XVI Kalendas aprilis, indictione XV, incarnationis Dominicæ anno MCLXVIII; Pontificatus vero Domini Alexandris Papæ III, anno VIIIe. (Trésor de Pau).

(3) Située à l'ouest de Cauterets, dans le Béarn.

(4) Traduit de l'original en langue béarnaise : *Lous Priviledges franquises*. — Pau, par Dupoux, 1694, Pallassou, *Minéralogie des Pyrénées*, page 81.

En 1290, les commissaires du roi Edouard d'Angleterre confirmèrent les donations primitivement faites aux moines de Saint-Savin, et ils en furent les paisibles possesseurs jusqu'à la révolution de 89.

Les bains de Cauterets étaient en grande réputation, même dans les pays étrangers; et Don Sancho Aburca Ier, roi d'Aragon, vint demander à ces fontaines salutaires la guérison de ses maux. Tout le monde sait que la reine Marguerite, sœur de François Ier, fréquenta cet établissement avec sa cour, et que c'est dans ce pays qu'elle composa ses contes célèbres étant assise « dedans ce beau pré, le long de la rivière du gave, où les « arbres sont si feuillus, que le soleil n'en saurait percer l'ombre, « ni eschauffer la fraîcheur (1). »

Les moines de Saint-Savin donnaient tous leurs soins à la bonne administration de leurs bains. Il nous paraît curieux de rapporter à ce sujet, quelques détails des règlements qu'ils avaient mis en vigueur. Nous ne pourrons mieux faire que de laisser parler M. Bascle de Lagrèze qui a su, au prix des plus laborieuses recherches, exhumer des archives de nos départements, des documents qui nous ont été déjà si précieux.

« L'administration du couvent était paternelle, mais active. Son auto-
« rité ne se laissait pas méconnaître; ce n'est qu'avec la permission de
« l'abbé et en reconnaissant les droits du monastère, que les habitants de
« Cauterets obtinrent, en 1316, la faculté de changer de place la ville,
« les bains, l'église. Ces concessions ne se faisaient pas pour l'abbé seul,
« les syndics de la République figuraient avec lui dans ces actes. C'est ce
« que nous voyons dans un titre du 10 mai 1472, où donation est faite à
« Mailloc, maître en chirurgie, de la cabane aux Bains-Debat à Caute-
« rets, avec permission de bâtir. C'est au couvent que se passaient les
« baux à ferme des cabanes...
« .... Citons ce qui fut ordonné le 3 mars 1534 par l'abbé et les ma-
« nants de la rivière de Saint-Savin. Les cabanes devaient être visitées
« (saran visitadas) pour aviser aux réparations, de trois ans en trois ans.
« Les cabaniers (los cabanés) étaient obligés de tenir les cabanes en bon
« état. — Les habitants avaient le privilége de prendre un lit sur trois,
« deux sur six, trois sur neuf, et ainsi de suite, toujours le tiers à leur
« choix et sans permission. Pendant trois semaines, si ces lits ne suffi-
« saient pas aux manants, ils avaient la faculté d'en prendre d'autres
« moyennant treize liards et demi pour chacun. Si le cabanier faisait des
« distinctions entre les riches et les pauvres, pour recevoir les uns de
« préférence aux autres, sa cabane lui était ôtée; on la vendait au plus
« offrant, et de plus, une amende était infligée au coupable. — Les caba-
« nes étaient adjugées aux enchères publiques (à la candèla).............
« ..... Le boucher ne pouvait vendre la viande de mouton plus cher
« qu'au cours de Saint-Savin, sous peine de cinq sols d'amende; il devait
« tenir de la bonne viande, mais nul ne pouvait lui faire concurrence

____

(1) L'*Heptameron*, ou histoire des amants fortunés, par la **très-illustre et très-excellente princesse Marguerite de Valois, reyne de Navarre**. Paris, 1689.

« pour la boucherie..... — Défense était faite de vendre du pain, de la
« la volaille, du fromage, du beurre et autres comestibles, si ce n'est sur
« la rue ou sur la place publique ; on ne pouvait les introduire secrète-
« ment dans les cabanes, *à cause*, est-il dit, *de certains abus qui se com-*
« *mettent ordinairement au préjudice des pauvres étrangers, et par d'au-*
« *tres considérations.*

« Le tavernier de Cauterets était obligé de loger à l'écurie tous les mu-
« lets et montures, à quelque heure de la nuit qu'on vînt le trouver. — Le
« cabaretier était tenu d'avoir du bon vin ; il ne pouvait le vendre qu'un
« liard de plus, par pinte, qu'à Saint-Sevin. S'il donnait fausse mesure, il
« encourait dix écus d'amende ; moitié pour l'abbé, moitié pour les
« pauvres..................... Les chemins étaient entretenus avec soin.
« Chaque village était responsable des dégradations commises sur son
« territoire................... Tout ce qui pouvait troubler les étrangers
« ou les éloigner de Cauterets, était sévèrement réprimé. (1) »

On ne peut s'empêcher, en lisant ces documents, d'admirer l'esprit de
vraie philanthropie qui les avaient inspirés, et l'on se demande bien hum-
blement, si, en pareille matière, nous sommes en progrès sur cette
époque.

Dans tous les anciens titres, il n'est jamais question que des sources
situées à l'est de Cauterets (César, Espagnols, Pauze, Canerie, aujourd'hui
Bruzaud), Ce n'est cependant là qu'une faible partie des richesses thermales de Cauterets. Au sud de la ville, sur les flancs de Péguère et de
la Butte du Bois, jaillissent des sources dont la réputation rivalise avec
celle de leurs aînées ; ce sont la Raillère, le petit Saint-Sauveur, le Pré,
Maouhourat, les Œufs et le Bois. Etaient-elles connues dans les temps
anciens ? J. Labbat l'affirme, et il pense qu'elles ne furent utilisées que
plus tard, à cause des difficultés du terrain. Il existe à propos de la découverte de Raillère une tradition que nous croyons devoir rapporter.

Un chevrier avait une de ses chèvres malades et il comptait bientôt la
perdre ; ayant un jour mené son troupeau sur les rochers de Péguère, il
remarqua que la pauvre malade se tenait toujours cachée derrière un gros
bloc de granit, le museau collé contre terre. Quelque effort qu'il fît pour
lui faire rejoindre ses compagnes, la bête revenait toujours à son poste
favori. Intrigué par cette étrange obstination, il examina avec curiosité
les alentours de cette roche et il s'aperçut que d'une des fissures se déga-
geait une odeur sulfureuse, analogue à celle des sources qui lui était bien
connues. Ne doutant pas que l'instinct n'eût révélé à sa chèvre le vrai
moyen de se guérir, il l'y ramena tous les jours, et bientôt elle revint
à une santé parfaite. Cette guérison presque miraculeuse racontée au village, fit grande sensation, et on commença des fouilles. Ce jour là, la
Raillère était découverte. — Bien des hommes n'ont pas rendu de si
grands services à l'humanité que cette chèvre.

____

1) Ouvrage cité. Paris, 1850. — Didron.

Quoi qu'il en soit de cette légende, la Raillére eut son premier établissement en 1600. Il fut construit en planches, avec des réservoirs à ciel ouvert. On y ajouta une partie en maçonnerie pour M. le duc de Richelieu quand il vint faire usage des eaux de Cauterets vers la fin du xviiie siècle. — Le 15 août 1804, un incendie dévora les baraques en planches.

En 1818, la vallée chargea M. Siret, ingénieur en chef du département des Hautes-Pyrénées, de faire des fouilles Deux sources tempérées furent découvertes et jaugées le 18 octobre et le 22 novembre de la même année. Il fut décidé qu'on ferait bâtir un établissement au moyen d'une concession de vingt années, et M. Darripe, directeur de la Monnaie de Bayonne s'en rendit le concessionnaire. L'établissement commencé en 1820, d'après les plans de M. Siret, fut livré au public dans l'été de 1826. C'est celui que l'on voit encore aujourd'hui ; mais il a subi quelques améliorations heureuses sous l'habile direction de M. J. François, ingénieur en chef des mines, auquel Cauterets doit de si magnifiques travaux (1).

La source de Maouhourat qui devait, plus tard, acquérir une si grande renommée, fut longtemps négligée à cause du danger que présentait le sentier qui y conduisait. Par les soins de M. Milon, préfet du département des Hautes-Pyrénées, l'abord en fut rendu facile, et c'est aujourd'hui la fontaine la plus fréquentée (1816).

D'autres établissements se sont créés, la ville s'est transformée, la réputation des eaux s'est accrue, et nous sommes certainement bien loin de ce qu'était Cauterets sous la paternelle administration des religieux de Saint-Savin ; mais il nous a semblé intéressant de suivre, à travers les siècles, les progrès qui se sont opérés dans nos montagnes. Quand on songe à l'éloignement de ces sources, aux difficultés sans nombre qu'il fallait surmonter pour les aborder, il faut bien croire à leur merveilleuse efficacité. Ce n'était certes pas pour obéir aux caprices de la mode, que les rois d'Aragon s'y rendaient à travers les précipices les plus affreux. Ce qu'on venait chercher aux eaux de Cauterets, c'étaient les eaux elles-mêmes, et non les distractions aimables et les plaisirs qu'on était sûr de ne pas rencontrer au milieu de la nature âpre et sévère de nos montagnes. Aussi les eaux peuvent-elles être classées parmi celles, qui, dès la plus haute antiquité, ont eu l'heureux privilége de guérir les humains.

---

(1) Il nous paraît juste de relater ici le nom des administrateurs du département, des médecins inspecteurs, des ingénieurs et des architectes qui ont contribué de leur zèle et de leurs lumières à la construction des divers établissements de Cauterets.

La Raillère. — Préfet, M. de Jahan ; inspecteur, J. Labhat ; ingénieur, M. Siret.

Bois. — Préfet, M. de Jahan ; inspecteur, M. Buron, père ; architecte, M Artigala.

Espagnols et César. — Préfet, comte Ségur d'Aguesseau ; inspecteur, M. Buron, père ; ingénieur, M. J. François ; architecte, M. Artigala.

Dans sa juste reconnaissance, la commune de Cauterets a donné le nom de Ségur d'Aguesseau à la place des Thermes.

Pauze, vieux. — Préfet, baron Massy ; inspecteur, M. Buron, père ; ingénieur, M. J. François.

Les travaux exécutés sur les plans de M. l'ingénieur François ont été dirigés avec autant de zèle que de dévouement par M. Balagnat, conducteur des travaux de la vallée.